BEI GRIN MACHT SICH IHR WISSEN BEZAHLT

- Wir veröffentlichen Ihre Hausarbeit, Bachelor- und Masterarbeit

- Ihr eigenes eBook und Buch - weltweit in allen wichtigen Shops

- Verdienen Sie an jedem Verkauf

Jetzt bei www.GRIN.com hochladen und kostenlos publizieren

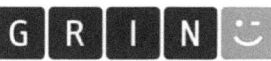

Bibliografische Information der Deutschen Nationalbibliothek:

Die Deutsche Bibliothek verzeichnet diese Publikation in der Deutschen National-
bibliografie; detaillierte bibliografische Daten sind im Internet über http://dnb.d-
nb.de/ abrufbar.

Impressum:

Copyright © 2019 GRIN Verlag
Druck und Bindung: Books on Demand GmbH, Norderstedt Germany
ISBN: 9783346012845

Dieses Buch bei GRIN:

https://www.grin.com/document/497527

Volker Julius

Wie wirkt sich mHealth auf die Salutogenese und Prävention pflegebedürftiger Personen aus?

GRIN Verlag

GRIN - Your knowledge has value

Der GRIN Verlag publiziert seit 1998 wissenschaftliche Arbeiten von Studenten, Hochschullehrern und anderen Akademikern als eBook und gedrucktes Buch. Die Verlagswebsite www.grin.com ist die ideale Plattform zur Veröffentlichung von Hausarbeiten, Abschlussarbeiten, wissenschaftlichen Aufsätzen, Dissertationen und Fachbüchern.

Hausarbeit

Auswirkungen von mHealth
auf die Salutogenese und Prävention
von pflegebedürftigen Personen

Inhaltsverzeichnis

Tabellenverzeichnis

Abkürzungsverzeichnis

eHealth – Electronic Health

mHealth – Mobil Health

AAL – Ambient Assisted Living

IKT - Informations- und Kommunikationstechnologien

1 Einleitung

Da durch die zunehmende Entwicklung und Erweiterung der technischen Möglichkeiten im Bereich der smarten, digitalen Helfer auch vielfältige medizinische und gesundheitliche relevante Parameter erhoben und verglichen werden können, kann die Frage nach dem Nutzen für das Gesundheitswesen, insbesondere von pflegebedürftigen Personen, gestellt werden (Rossmann & Krömer, 2016).

Es können kontinuierlich Daten über Herzfrequenz, tägliche Schritte oder gestiegene Stockwerke und weitere Parameter erhoben werden und je nach Anwendung gespeichert, analysiert und mit diversen Stakeholdern geteilt werden. Solche Daten können zum einen für diverse Interessengruppen ökonomisch interessant sein. Jedoch können diese erhobenen Parameter auch zu einer Steigerung der Salutogenese und einer verbesserten Prävention der Bevölkerung beitragen und zu einem Benefit für die Nutzerinnen und Nutzer führen (Braun, Kirchbuchner &Wichert, 2016 & Rossmann & Krömer, 2016).

Ziel dieser Arbeit soll das Detektieren von einem möglichen Zusatznutzen durch private mHealth-Möglichkeiten für pflegebedürftige Personen sein. Dies scheint gerade bei einer steigenden Lebenserwartung und einer zunehmend alternden Gesellschaft interessant, um, sowohl die Gesunderhaltung als auch die Prävention von Seniorinnen und Senioren zu steigern. Somit soll folgender Forschungsfrage nachgegangen werden: Dient mHealth zu einer Verbesserung der Salutogenese und Prävention im Gesundheitswesen bei pflegebedürftigen Personen?

Um die gestellte Forschungsfrage zu beantworten, sollen zunächst die Anwendungsbereiche des Gesundheitswesens kurz dargestellt und besonders auf die Steigerung der Gesundheit und Vermeidung von Erkrankungen eingegangen werden. Nachfolgend werden besondere Personengruppen in unserer Gesellschaft dargestellt mit dem Focus auf Seniorinnen und Senioren und pflegebedürftige Personen. Darauf aufbauend sollen Möglichkeiten zur Steigerung der Salutogenese und Prävention bei pflegebedürftigen Personen und ggf. eine Vermeidung von Pflegebedürftigkeit durch mHealth aufgezeigt und anhand einer Literaturauswertung bewertet werden. Abschließend wird die eingangs gestellte Forschungsfrage in einem Fazit beantwortet.

2 Anwendungsbereiche im Gesundheitswesen

Anwendungsbereiche von Maßnahmen im Gesundheitswesen können zum einen auf die Minderung und Behandlung von krankmachenden Faktoren und somit im Bereich der Pathogenese und zum anderen in der Förderung von Gesundheit, der Salutogenese eingeordnet werden (Rosenbrock & Gerlinger, 2014). Eine Gesundheitsförderung von Personen kann zum

einem durch Prävention und zum anderen durch eine Steigerung der Gesundheit, der Salutogenese, verstanden werden (Fleßa & Greiner, 2013). Diese beiden Anwendungsbereiche werden nachfolgende dargestellt.

2.1 Salutogenese

Der Begriff der Salutogenese ist dem Modell von Antonovsky zu zuschreiben. Er folgerte aus
zahlreichen empirischen Studien, dass Menschen länger, auch unter stärkeren Belastungen,
gesund bleiben, wenn drei Faktoren erfüllt wurden (Rosenbrock & Gerlinger, 2014):

- Verstehbarkeit, die Anforderungen und Zumutungen sollten für die Personen einen
  Sinnzusammenhang ergeben und in den Lebenszusammenhang einzuordnen sein
  (Antonovsky, 1997).
- Handhabbarkeit, die Möglichkeit Einfluss auf Ereignisse nehmen zu können, sowohl
  subjektiv als auch objektiv (Antonovsky, 1997).
- Sinnhaftigkeit, die reelle Erreichbarkeit von sinnvollen und nachvollziehbaren Zielen
  und die Möglichkeit der Person an der Zielerreichung mitzuwirken (Antonovsky, 1997).

Hieraus leitet sich das Kohärenzgefühl ab, *„also das Erleben, sich in einer verstehbaren und
beeinflussbaren Welt zu bewegen."* (Rosenbrock & Gerlinger, 2014, S. 87) Somit dienen der
Salutogenese zum einen die individuelle Kontrolle über das eigene Leben und die eigene Gesundheit und zum anderen die allgemeinen Lebensbedingungen und gesellschaftlichen Rah-
menbedingungen. Mittels eines solchen gesteigerten Selbstgefühls soll die Neigung zu nega-
tivem Verhalten (z. B. Rauchen) und zu einem Vermindern der Stressbelastung erreicht werden. Hieraus ergibt sich eine Verbesserung der Gesundheit (Rosenbrock & Gerlinger, 2014).
Nachdem die Salutogenese skizziert wurde, soll nachfolgend der Bereich Prävention dargestellt werden.

2.2 Prävention

Präventive Maßnahmen können auf drei Ebenen durchgeführt und initiiert werden. Hierbei
kann Prävention direkt auf die Person abzielen, auf die Lebensumstände oder auf die gesamte
Bevölkerung gerichtet sein (Rosenbrock & Gerlinger, 2014). Weiterhin lassen sich Maßnahmen zur Prävention in drei Bereiche untergliedern, diese orientieren sich an dem gesundheitlichen Zustand der Personen. Primärprävention richtet sich an den Zustand vor einer gesundheitlichen Beeinträchtigung aus, Sekundärprävention dient zur frühzeitigen Detektion von Beeinträchtigungen und Tertiärprävention zielt auf das Leben nach einer Beeinträchtigung ab
(Fleßa & Greiner, 2013).

Die Primärprävention zeichnet sich durch Verhältnisprävention (allgemeine Lebensbedingungen) und Verhaltensprävention (individuelles Gesundheitsverhalten) aus und zielt auf die
grundsätzliche Vermeidung von Erkrankungen oder Verletzungen ab (Fleßa & Greiner, 2013).

Dieser Bereich ist im deutschen Gesundheitswesen bislang der Hauptansatzpunkt in der Präventionspolitik (Rosenbrock & Gerlinger, 2014).

Hingegen richtet sich der Ansatz der Sekundärprävention auf eine möglichst frühzeitige Erkennung von gesundheitlichen Beeinträchtigungen, um Krankheiten und Verletzungen im Anfangsstadium behandeln zu können. Ein bekanntes Instrument sind hierbei Vorsorgeuntersuchungen (Fleßa & Greiner, 2013).

Der dritte Bereich der Prävention, die Tertiärprävention, zielt auf eine positive Veränderung nach einer behandelten Erkrankung oder Verletzung ab. Hierbei soll eine Neuerkrankung oder erneute Verletzung verhindert oder möglichst lange ein weiteres Leben mit der bestmöglichen Lebensqualität ermöglicht werden (Fleßa & Greiner, 2013). Beispiele hierfür können Rehabilitationen nach einer Herzerkrankung oder nach einer Beckenfraktur sein.

Somit kann dargestellt werden, dass trennscharf zwischen salutogenen Maßnahmen und Prävention, insbesondere der Primärprävention, nicht unterschieden werden kann, da besonders Primärprävention auch auf eine Steigerung der Salutogenese abzielt (Rosenbrock & Gerlinger, 2014). Bevor die Möglichkeiten von eHealth und mHealth zur Steigerung der Salutogenese und Unterstützung von Prävention beschrieben werden, sollen zunächst die Personengruppen in unserer Gesellschaft, insbesondere die pflegebedürftigen Personen erläutert werden.

3   Personengruppen in unserer Gesellschaft

Unsere Gesellschaft kann in diverse Gruppen untergliedert werden. Da die Quote der Pflegebedürftigkeit mit zunehmendem Lebensalter steigt (Rosenbrock & Gerlinger, 2014) und, um die eingangs gestellte Forschungsfrage beantworten zu können, wird unsere Gesellschaft in dieser Arbeit demografisch gegliedert und darauffolgend anhand von gesundheitlichen Merkmalen differenziert.

Die Bevölkerung in Deutschland gliederte sich 2017 mit 13,54 Mio. Menschen unter 18 Jahre, in 51,54 Mio. Personen im Alter zwischen 18 und 64 Jahren. Für den Bereich der Seniorinnen und Senioren mit einem Alter ab 65 Jahren wird der Anteil in der Bevölkerung mit 21,4 %, das entspricht 17,71 Mio. Menschen angegeben. Prognostiziert wird hierbei ein Anstieg am Bevölkerungsanteil von Seniorinnen und Senioren bis 2060 auf 34 % (Statista, 2018). Somit verlagert sich das Verhältnis Erwerbstätige zu Seniorinnen und Senioren aus 2008 von 100 Erwerbstätige zu 34 Seniorinnen und Senioren voraussichtlich im Jahr 2060 auf 67 Erwerbstätige zu 100 Seniorinnen und Senioren (Rosenbrock & Gerlinger, 2014). Die besonderen Merkmale dieser Altersgruppe der betagten Personen unserer Gesellschaft soll im nachfolgendem Gliederungspunkt dargestellt werden.

3.1 Seniorinnen und Senioren

In der Altersgruppe ab 65 Jahren steigt zum einen die Wahrscheinlichkeit Krankheiten und Verletzungen zu erleiden und zum anderen Multimorbide zu erkranken (Rosenbrock & Gerlinger, 2014). Hierbei sind die häufigsten Diagnosen, die zu einem Krankenhausaufenthalt führen Kreislauferkrankungen, Krebs, Erkrankungen des Verdauungssystems, Verletzungen (besonders durch Stürze), Erkrankungen und Beeinträchtigungen des Muskel- und Skelettapparates (Statista, 2018). Ebenso steigt die Pflegequote in Bezug auf die Gesamtpersonenanzahl der Bevölkerungsgruppe (Rosenbrock & Gerlinger, 2014). Dies ist in nachfolgender Tabelle dargestellt.

Tabelle 1: Quote von Pflegebedürftigen nach Alter und Geschlecht

Alter	Weiblich	Männlich	Gesamt
Unter 15 Jahre	0,8 %	1,3 %	1 %
15 - 60 Jahre	0,8 %	0,8 %	0,8 %
60 - 65 Jahre	2,3 %	2,5 %	2,4 %
65 - 70 Jahre	3,7 %	4 %	3,8 %
70 - 75 Jahre	6,5 %	6,3 %	6,4 %
75 - 80 Jahre	12,3 %	10,5 %	11,5 %
80 - 85 Jahre	26,1 %	19,3 %	23,3 %
85 - 90 Jahre	49,3 %	35,6 %	44,5 %
Über 90 Jahre	74,9 %	57,8 %	70,7 %
Gesamt	5,1 %	3,1 %	4,1 %

(Quelle: eigene Darstellung, in Anlehnung an Statista, 2019, S. 11)

Weiterhin kann aus diesen Daten entnommen werden, dass Seniorinnen im Vergleich zu Senioren mit zunehmendem Alter vermehrt in die Pflegebedürftigkeit fallen. Mögliche Ursachen werden in der Literatur diskutiert. Gründe können nicht nur in der längeren Lebenserwartung von Seniorinnen gesehen werden, sondern auch in einer früheren Sterblichkeit des Ehepartners begründet sein. Hierdurch kann eine fehlende häusliche Gemeinschaft und gegenseitige Unterstützung im Alltag zu einer gesteigerten Pflegebedürftigkeit führen. (Rosenbrock & Gerlinger, 2014 & Statista, 2018). Besonderheiten und Grundlagen zur Einordung von pflegebedürftigen Personen sollen nachfolgend erläutert werden.

3.2 Pflegebedürftige Personen

Die Pflegebedürftigkeit von Personen wird altersunabhängig im elften Sozialgesetzbuch wie folgt definiert. *„Pflegebedürftig im Sinne dieses Buches sind Personen, die gesundheitlich bedingte Beeinträchtigungen der Selbständigkeit oder der Fähigkeiten aufweisen und deshalb der Hilfe durch andere bedürfen."* (BMJV, 2019, S. 23) Hierbei werden im körperlichen, kognitiven, psychischen und sozialem Bereich detaillierte Kriterien für die Beurteilung der Pflegebedürftigkeit und der damit verbundenen Einteilung in Pflegegrade beschrieben. Eine notwendige Pflegebedürftigkeit wird anhand einer festgelegten einheitlichen Punkteskala in fünf Grade eingeteilt (BMJV, 2019). Diese sind von Pflegegrad eins, *„geringe Beeinträchtigung der Selbstständigkeit und Fähigkeiten"* (BMJV, 2019, S. 25)., bis zum Pflegegrad fünf, *„schwerste Beeinträchtigungen der Selbständigkeit oder der Fähigkeiten mit besonderen Anforderungen an die pflegerische Versorgung"* (BMJV, 2019, S. 25) progredient und der Pflege- und Versorgungsaufwand für die betroffenen Personen nimmt zu (BMJV, 2019).

Die Versorgung von pflegebedürftigen kann sowohl ambulant als auch stationär erfolgen. In der ambulanten Pflege können die betreffenden Familien in der häuslichen Versorgung der zur pflegenden Person durch professionelle Dienste unterstützt werden. In der stationären Pflege wird die zu pflegende Person in einem Seniorenheim versorgt. Mischformen, wie ein betreutes Wohnen, sind hierbei auch möglich und üblich (Rosenbrock & Gerlinger, 2014). Die Anzahl der zu Hause versorgten Pflegebedürftigen lag 2017 bei ca. 2,6 Mio. und dem stehen im vollstationären Bereich ca. 0,8 Mio. Pflegebedürftige gegenüber (Statista, 2019). Jedoch soll zunächst durch die Pflegeversicherung eine Pflege der Betroffenen im häuslichen Umfeld unterstützt werden. Sollte dies nicht möglich sein ist eine teilstationäre oder Kurzzeitpflege vor einer Vollstationären Variante vorzuziehen (BMJV, 2019).

Nachdem die Personengruppen und deren Besonderheiten dargelegt wurden, soll im folgenden Gliederungspunkt auf die Grundsätze und Möglichkeiten von eHealth, mHealth und Ambient Assisted Living (AAL) eingegangen werden.

4 eHealth

Die Nutzung und Inanspruchnahme von Informations- und Kommunikationstechnologien (IKT) im Rahmen von Gesundheitsleistungen und auf die Gesundheit bezogene Aktivitäten wird als Electronic Health (eHealth) bezeichnet. Grundlegend dient eHealth dem vorrangigen Ziel einer Verbesserung des Gesundheitszustandes der Bevölkerung (Fischer, Aust & Krämer, 2016).

Eine einheitliche Definition des Begriffes fällt schwer, da in einer Übersichtsarbeit aus 2005 bereits 51 verschiedene Definitionsansätze in der Literatur zu finden waren (Fischer, Aust & Krämer, 2016). Jedoch erscheint die Definition des Bundesministeriums für Gesundheit, gerade für das deutsche Gesundheitswesen, als sehr treffend. Hier werden unter dem Begriff eHealth alle Anwendungen der IKT zusammengefasst, die der Behandlung und Betreuung von

Patientinnen und Patienten dienen und bei diesen Informationen über einen sicheren elektronischen Kommunikationsweg ausgetauscht und verarbeitet werden (BMG, 2018). Dies grenzt eHealth von dem teilweise in der Literatur synonym genutztem Begriff Gesundheitstelematik ab (Fischer, Aust & Krämer, 2016). Gesundheitstelematik war im deutschen Sprachgebrauch vor dem englischen eHealth aus der Kombination von Gesundheitswesen und Telekomunikation und Informatik entstanden (Fischer, Aust & Krämer, 2016; Haas, 2006). Unter Gesundheitstelematik werden *„alle Anwendungen des integrierten Einsatzes von Informations- und Kommunikationstechnologien im Gesundheitswesen zur Überbrückung von Raum und Zeit"* *(Haas, 2006, S. 8)* verstanden.

Der Begriff eHealth etablierte sich zunehmend und verdrängte im allgemeinen Sprachgebrauch das Kunstwort Gesundheitstelematik (Fischer, Aust & Krämer, 2016), zumal eHealth im Vergleich zu Gesundheitstelematik ein Oberbegriff (BMG, 2018) darstellt und man Gesundheitstelematik als einen Teilbereich von eHealth verstehen kann. Ebenso kann mHealth als ein Teilbereich von eHealth verortet werden (Rossmann & Krömer, 2016), dieser wird nachfolgend dargestellt.

4.1 mHealth

Grundlegend kann mHealth als die mobile Variante von eHealth angesehen werden. Hierbei werden Gesundheitsleistungen durch mobile IKT zur Verfügung gestellt. Diese können je nach technischem Stand des Endgerätes differenziert sein. So muss nach technischem Stand der Mobiltelefone, Vertragsunterschiede für die Nutzung und unterschiedlicher Nutzergruppen unterschieden werden (Rossmann & Krömer, 2016).

Technisch kann zwischen Mobiltelefonen ohne weitere Möglichkeiten zum Datentransfer, Mobiltelefonen mit einer SMS-, und Kamerafunktionalität (Feature Phones) und Mobiltelefonen mit computerähnlichen Funktionen (Smartphones) differenziert werden. Weiterhin gewinnen Wearables wie Smartwatches und Fitnesstracker an Bedeutung. Mittels diesen fortwährend getragenen Geräten können konstant Daten zur Herzfrequenz, Bewegung und Schlafdaten gemessen und aufgezeichnet werden (Rossmann & Krömer, 2016).

Für eine Nutzung von onlinebasierten Diensten und Apps, ist es im Regelfall notwendig, dass Daten versendet werden. Hierbei sind Vertragsunterschiede der einzelnen Nutzerin oder des Nutzers nicht unerheblich, da zusätzliche Kosten entstehen können. Weiterhin ist bei einem Datentransfer die Frage des Datenschutzes zu berücksichtigen (Rossmann & Krömer, 2016).

Darüber hinaus müssen unterschiedliche Nutzergruppen differenziert betrachtet werden. Da die Durchdringung mit mHealth-fähigen Geräten stark generationenabhängig ist. So nutzten in Deutschland in 2014 50 % ein Smartphone, jedoch in der Altersgruppe über 50 Jahre betrug die Durchdringung mit einem Smartphone nur 20 % (Rossmann & Krömer, 2016). Ebenso ist festzustellen, dass Seniorinnen und Senioren über 70 Jahre zu 36,3 % kein Mobiltelefon be-sitzen (Statista, 2018).

Diese Lücke kann durch AAL geschlossen werden, dies wird im nächsten Gliederungspunkt beschrieben.

4.2 Ambient Assisted Living

Unter AAL sind „*technische Systeme zur Unterstützung hilfsbedürftiger Personen im Alltag*" (Braun, Kirchbuchner & Wichert, 2016, S. 203) zu verstehen. Solche Systeme sollen die Un-abhängigkeit und Selbständigkeit von hilfsbedürftigen Personen fördern und somit eine Ver-ringerung des direkten Pflegeaufwandes für diese Personengruppe. Eine solche technische Unterstützung sollte möglichst unauffällig in den Alltag der hilfsbedürftigen Personen einge-bunden werden. So kann dies z. B. die Sammlung und Überwachung von Gesundheitspara-metern sein, die medizinisch oder pflegerisch relevant sind (Bewegung, Gewicht, Blutdruck oder Herzfrequenz). Weiterhin kann ein Nutzen auch in automatisierter Sturzerkennung liegen, um das therapiefreie Intervall zu verkürzen (Braun, Kirchbuchner & Wichert, 2016).

Grundlegend kann AAL auf drei Ebenen implementiert werden. Auf einer konzeptuellen Ebene kann das Umfeld der betroffenen Person auf die jeweiligen Bedürfnisse angepasst werden, um die bestmögliche individuelle Unterstützung im täglichen Leben zu bieten. Auf der Produkt-ebene sollten Geräte so konzipiert sein, dass eine einfache Inbetriebnahme und Handhabung möglich ist und dem Nutzen zur Förderung der Lebensqualität der Nutzerin oder des Nutzers beiträgt. Die dritte Ebene betrifft die Dienstleistungen im Rahmen von AAL. Hierbei werden Leistungen zur Unterstützung des täglichen Lebens verstanden, die auch auf Basis von AAL-Produkten optimiert und abgestimmt durchgeführt werden können (Häber & Nitzsche, 2017).

AAL ist auf ein europäisches Forschungsprojekt aus 2004 zurückzuführen. Hierbei war Deutschland von Beginn an involviert, um Möglichkeiten zur Unterstützung im Leben zu ent-wickeln und diese Erkenntnisse in die Wirtschaft zu transportieren und zur Marktreife zu ent-wickeln. Hierin ist aktuell auch ein führendes Problem zu sehen, da der Schritt von einem vielversprechenden Prototyp zu einem massenmarktreifen Produkt noch nicht gelingt (Braun, Kirchbuchner & Wichert, 2016).

Nachdem sowohl die technischen als auch demographischen Punkte erläutert wurden, sollen nachfolgend Möglichkeiten und Grenzen von mHealth zur Steigerung der Salutogenese und Prävention bei pflegebedürftigen Personen aufgezeigt werden.

5 Möglichkeiten und Grenzen von mHealth

Grundlegend bieten sich diverse Möglichkeiten für eine Verbesserung der gesundheitlichen Lebenssituation von zu pflegenden Personen. Hierbei kann durch eine Steigerung der Selbstständigkeit die Selbstbestimmung über das eigene Leben erhöht werden und somit der Salutogenese zuträglich sein. Dies kann durch Projekte im Rahmen von mHealth und AAL realisiert werden. So kann durch Hausautomation und onlinebasierten Bestellplattformen (z. B. für Essen auf Rädern) die Selbstständigkeit erhöht werden (Braun, Kirchbuchner & Wichert, 2016). Ebenso ist es denkbar, dass durch eine Steigerung der kommunikativen Möglichkeiten, die soziale Zugehörigkeit steigt (Rossmann & Krömer, 2016).

Im Bereich der Prävention können Anwendungen von mHealth in Kombination mit AAL ebenfalls wertvolle Dienste verrichten. Hierbei können bei bestimmten Ereignissen (Sturz, pathogene Gesundheitsparameter, fehlende Medikation etc.) die adäquate Hilfestellung angeboten oder eine entsprechende Stelle zur Unterstützung verständigt werden (Braun, Kirchbuchner & Wichert, 2016). Ebenso ist es möglich anhand einer kontinuierlichen Messung und ggf. Übertragung von Gesundheitsdaten an die behandelnde Ärztin oder den behandelnden Arzt eine verbesserte, zielgerichtete und frühzeitigere Behandlung zu ermöglichen. Insbesondere da somit nicht nur ein kurzer Zeitraum (z. B. Blutdruckmessen vom Arzt) zur Beurteilung des Gesundheitszustandes zur Verfügung steht, sondern eine kontinuierliche Überwachung der Vitalparameter möglich ist (Hänisch, 2016). Die Betreuung und professionelle Überwachung der Gesundheit von zu pflegenden Personen kann durch Angebote von mHealth gesteigert werden. Darüber hinaus bietet mHealth auch, insofern die zu pflegende Person noch die kognitiven Fähigkeiten besitzt, die Möglichkeit zur Steigerung der Eigenmotivation und Compliance bei Therapien (Medikation, Bewegung, Diabetes, Flüssigkeitszufuhr etc.) (Rossmann & Krömer, 2016).

Somit können mHealth Angebote zur Unterstützung bei der Prävention in allen drei Dimensionen, als zentraler Zugang zu den Gesundheitsdaten, als einen schnelleren Informationswege und somit zu einer Steigerung der Qualität von Gesundheitsleistungen dienen und darüber hinaus zu einer Entlastung von Pflegekräfte bei bestimmten Tätigkeiten, wie Blutdrucküberwachung oder Diabeteskontrolle führen (Andelfinger, 2016).

Weiterhin kann mHealth auch zu einem verbesserten Training von medizinischen Berufen dienen und somit indirekt zu einer besseren Versorgung von pflegebedürftigen Personen oder zum Kompensieren von Versorgungslücken im ländlichen Raum führen (Rossmann & Krömer, 2016). Ebenso können durch Weiterentwicklungen die Belastung und der Arbeitsumfang für Fachkräfte in der Pflege verringert werden. So besteht z. B. ein Konzept zur automatischen Befüllung und Lieferung von Verbrauchsmaterialien auf Pflegestationen. Das Projekt „SeRoDi" stellt einen automatischen Pflegewagen dar, der somit den Logistikprozess automatisiert und bei Bedarf z. B. über eine Bestellung der Pflegekräfte mittels Smartphones oder Tablets fehlende Utensilien an den Bestimmungsort liefern kann. Hierdurch ist eine deutliche zeitliche Entlastung der Pflegekräfte möglich, da der Logistikprozess automatisiert stattfindet. Darüber hinaus können zusätzliche Wege um fehlende Utensilien, die für den Pflegeprozess benötigt werden, verringert werden (Schiller & Friedrich, 2018).

Neben den dargestellten Vorteilen sind auch Bedenken und Hinderungsgründe für einen zielgerichteten Einsatz von mHealth zu erwähnen. Ein wichtiger zu bedenkender Punkt ist die fehlende Qualitätssicherung oder -überprüfung bei Gesundheitsapps oder -programmen. Somit ist der Nutzen bei einer Vielzahl von Angeboten nicht verifiziert und gewährleistet. Zum einen ist das Angebot sehr dynamisch und zum anderen sind keine Qualitätsmerkmale definiert, die für die Nutzerin oder den Nutzer aufzeigen, ob der Service einen verlässlichen Mehrwert bietet. Außerdem befinden sich unter seriösen Angeboten auch „Spaß-Apps" die keinen Nutzen generieren, ggf. sogar zu einer Fehleinschätzung führen können, da fiktive nicht reelle Werte dargestellt werden. So zeigt eine App z. B. einen erfundenen Blutdruckwert durch auflegen eines Fingers über den Fingerabdrucksensor an (Rossmann & Krömer, 2016). Darüber hinaus scheint auch die Nutzung des Internets bei Personen ab 65 Jahren bei 48 % nicht üblich (Statista, 2018) und bei Einschränkungen im kognitiven und psychischen Bereich bei Pflegebedürftigen wahrscheinlich noch geringer anzusetzen. Außerdem kann eine Nutzung von mHealth eine konservative Therapie nicht ersetzten, sie können allenfalls als ein Hilfsmittel dienen. Eine professionelle Betreuung sollte weiterhin im Mittelpunkt stehen (Rossmann & Krömer, 2016).

Ein verbreitetes Problem besteht in der fehlenden Vernetzung der Systeme. So ist es nicht ohne Hürden möglich, dass alle beteiligten Stakeholder in der Betreuung und Behandlung von Betroffenen auf alle Daten, die notwendig wären Zugriff haben (Hänisch, 2016). Weiterhin darf die unterschiedliche technische Ausstattung der Nutzerinnen und Nutzer nicht vernachlässigt werden, ebenso wie die mangelnde Erreichbarkeit der Zielgruppe Seniorinnen und Senioren und besonders von pflegebedürftigen Personen (Rossmann & Krömer, 2016 & Statista, 2018).

Weiterhin besteht für die Marktdurchdringung von Produkten ein Akzeptanzproblem, besonders in der Zielgruppe der Seniorinnen und Senioren. Zum einen fehlt die eigene Einsicht oftmals sich Unterstützung durch smarte Helfer zu organisieren und zum anderen ist es unüblich für Gesundheitsleistungen direkt zu zahlen, da im Regelfall Leistungen direkt von einer Krankenkasse beglichen werden (Braun, Kirchbuchner & Wichert, 2016).

Nicht unerwähnt bleiben soll, dass nicht abschließend ausgeschlossen ist, dass die Nutzung von Mobiltelefonen oder Smartphones an sich durch die entstehende Strahlung zu einer Beeinträchtigung der Gesundheit der Nutzerin oder des Nutzers führen kann. Ebenso muss die Thematik des Datenschutzes aufgegriffen werden, da hierbei sensible Daten übertragen und gespeichert werden (Rossmann & Krömer, 2016).

Somit können die Problemfelder in der Nutzung von mHealth in Akzeptanz und Bedienbarkeit, Seriosität, Datenschutz und Finanzierbarkeit dargestellt werden.

6 Fazit

Wie zuvor dargestellt, kann die eingangs gestellte Forschungsfrage, ob mHealth zu einer Verbesserung der Salutogenese und Prävention im Gesundheitswesen bei pflegebedürftigen Personen dient, nicht eindeutig beantwortet werden und muss differenziert betrachtet werden. Eine valide Aussage, auf Deutschland bezogen, kann auf Grund von fehlenden Untersuchungen und mangels Daten nicht getätigt werden (Rossmann & Krömer, 2016).

Die Möglichkeiten von mHealth in Kombination mit AAL sind beachtlich und können grundsätzlich sowohl zu einer Steigerung der Salutogenese als auch einer Verbesserung der Prävention dienen. Notwendig ist es jedoch, dass alle Maßnahmen zur Primärprävention und Gesundheitsförderung die entsprechende Zielgruppe erreichen, somit ist es unabdingbar diese Maßnahmen an die Lebensweise und Lebenslagen der Zielgruppe anzupassen, damit diese bedarfsgerecht in Anspruch genommen werden und ihr vorrangiges Ziel eine verbesserte Prävention und Salutogenese erreichen können (Rosenbrock & Gerlinger, 2014). Dies könnte somit auch dem Ziel des Paragrafen 3 des Sozialgesetzbuches XI dienen und zu einer verlängerten häuslichen Pflege führen. Eine vollstationäre Unterbringung würde hierdurch im Allgemeinen in einen späteren Lebensabschnitt verschoben werden (vgl. BMJV, 2019).

Somit sollte ein Ziel sein, jüngere Personengruppen schon an die angeführten Technologien zu gewöhnen und binden, damit diese im steigenden Alter zunehmend von den positiven Effekten profitieren können. Quasi ein Smart Home für Jüngere und daraus erwächst AAL für Seniorinnen und Senioren (Braun, Kirchbuchner & Wichert, 2016) gepaart mit weiteren sinnvollen Möglichkeiten von mHealth (Rossmann & Krömer, 2016). Eine Datenschutzlösung, sowie ein transparenter Umgang mit den gewonnenen Daten (Braun, Kirchbuchner & Wichert, 2016) und eine Zertifizierungsstelle für vertrauenswürdige Apps, Programme und Dienstleistungen sind hierbei obligat (Rossmann & Krömer, 2016). Darüber hinaus stellen innovative Projekte, wie „SeRoDi", Chancen für eine Entlastung von Fachkräften dar. Diese Projekte gilt es zum einen zur Marktreife zu führen und zum anderen die Akzeptanz in der Nutzergruppe zu generieren bzw. zu steigern (Schiller & Friedrich, 2018).

Zusammenfassend kann dargestellt werden, dass die Chancen für eine Steigerung der Salutogenese und einer verbesserten Prävention von Seniorinnen und Senioren und hierbei insbesondere von pflegebedürftigen Personen durch mHealth überwiegen. Jedoch sollten insbesondere die Datenschutzbedenken und Akzeptanzprobleme seitens der Akteure angegangen und gelöst werden, damit die Möglichkeiten von mHealth den vollumfänglichen Nutzen für die betroffenen Personen entwickeln können und somit ein verlängertes Leben in bestmöglicher Gesundheit unterstützt wird.

Es wäre diesbezüglich interessant, mögliche Ansätze zur Steigerung der Compliance von Seniorinnen und Senioren mit Angeboten und Möglichkeiten von mHealth zu detektieren. Dies könnte Thema einer weiteren Arbeit sein.

7 Literaturverzeichnis

Andelfinger, V. (2016). eHealth: Grundlagen und Bedeutung für die Gesundheissysteme heute und morgen. *In: V. Andelfinger & T. Hänisch (2016). eHealth - Wie Smartphones, Apps und Wearables die Gesundheitsversorgung verändern werden (25-29)*. Wiesbaden: Springer.

Antonovsky, A. (1997). *Salutogenese: zur Entmystifizierung der Gesundheit*. Tübingen: Dgvt-Verlag.

Braun, A., Kirchbuchner, F. & Wichert, R. (2016). Ambient Assisted Living. *In: F. Fischer & A. Krämer (2016). eHealth in Deutschland - Anforderungen und Potenziale innovativer Versorgungsstrukturen (203-223)*. Berlin Heidelberg: Springer.

Bundesministerium für Gesundheit (BMG) (Hrsg.) (2018). *E-Health*. Verfügbar unter: https://www.bundesgesundheitsministerium.de/service/begriffe-von-a-z/e/e-health.html (17.06.2019)

Bundesministerium der Justiz und für Verbraucherschutz (BMJV) (2019). *Sozialgesetzbuch - Elftes Buch - Soziale Pflegeversicherung*. Verfügbar unter: https://www.gesetze-im-internet.de/sgb_11/SGB_11.pdf (03.07.2019).

Fischer, F., Aust, V & Krämer, A. (2016). eHealth: Hintergrund und Begriffsbestimmung. *In: F. Fischer & A. Krämer (2016). eHealth in Deutschland - Anforderungen und Potenziale innovativer Versorgungsstrukturen (3-23)*. Berlin Heidelberg: Springer.

Fleßa, S. & Greiner, W. (2013). *Grundlagen der Gesundheitsökonomie – Eine Einführung in das wirtschaftliche Denken im Gesundheitswesen*. Berlin Heidelberg: Springer Gabler.

Haas, P. (2006). *Gesundheitstelematik. Grundlagen – Anwendungen – Potenziale*. Berlin: Springer

Häber, A. & Nitzsche, T. (2017). AAL-Architektur und Integration in die Gesundheitsversorgung. *In: S. Müller-Mielitz & T. Lux (2017). E-Health-Ökonomie (517-530)*. Wiesbaden: Springer.

Hänisch, T. (2016). eHealth – eine Begriffsbestimmung. *In: V. Andelfinger & T. Hänisch (2016). eHealth - Wie Smartphones, Apps und Wearables die Gesundheitsversorgung verändern werden (5-10)*. Wiesbaden: Springer.

Rosenbrock, R. & Gerlinger, T. (2014). *Gesundheitspolitik – Eine systematische Einführung*. Bern: Huber.

Rossmann, C. & Krömer, N. (2016). mHealth in der medizinischen Versorgung, Prävention und Gesundheitsförderung. *In: F. Fischer & A. Krämer (2016). eHealth in
Deutschland - Anforderungen und Potenziale innovativer Versorgungsstrukturen (441-
456).* Berlin Heidelberg: Springer.

Schiller, C. & Friedrich, M. (2018). Auswirkungen innovativer Technologien auf Prozesse
in der stationären Pflege eines Akutkrankenhauses und Altenpflegeheimen. *In: M.
Pfannenstiel, P. Da-Cruz & C. Rasche (2018). Entrepreneurship im Gesundheitswesen
III, Digitalisierung – Innovationen – Gesundheitsversorgung (197-211).* Wiesbaden:
Springer.

Statista (Hrsg.) (2018). *Senioren in Deutschland.* Verfügbar unter: https://de.statista
.com/download/MTU2MjE0NDk4NiMjNjE3NjMjIzQzODkxIyMxIyNwZGYjl1
N0dWR5 (03.07.2019).

Statista (Hrsg.) (2019). *Pflege in Deutschland.* Verfügbar unter: https://de.statista
.com/download/MTU2MjE0ODEyOSMjNjE3NjMjIzY5ODgjIzEjI3BkZiM
jU3R1ZHk= (03.07.2019).

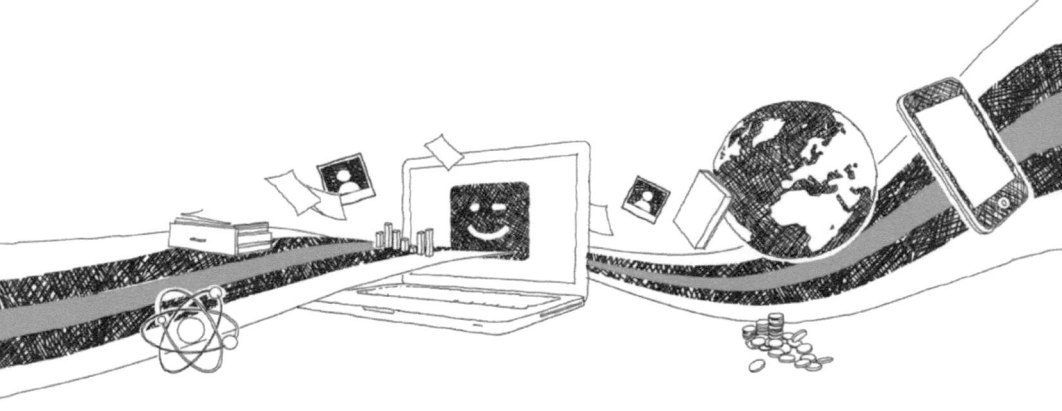